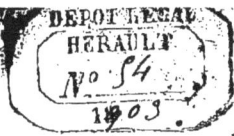

Dʳ André

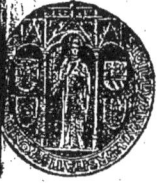

Contribution à l'Etude

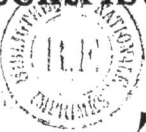

DE LA

Tuberculose Chirurgicale Sénile

ET DE SES

Localisations Ostéo-Articulaires

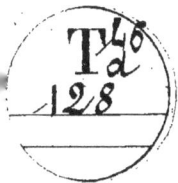

MONTPELLIER

G. FIRMIN, MONTANE ET SICARDI

CONTRIBUTION A L'ÉTUDE

DE LA

TUBERCULOSE CHIRURGICALE SÉNILE

ET DE SES

LOCALISATIONS OSTÉO-ARTICULAIRES

PAR

André MORUCCI

DOCTEUR EN MÉDECINE

✦

MONTPELLIER

IMPRIMERIE Gustave FIRMIN, MONTANE et SICARDI

Rue Ferdinand-Fabre et Quai du Verdanson

1903

PERSONNEL DE LA FACULTÉ

MM. MAIRET (✳) . . . . DOYEN
FORGUE . . . . ASSESSEUR

Professeurs

Clinique médicale . . . . MM. GRASSET (✳).
Clinique chirurgicale. . . . . TEDENAT.
Clinique obstétric. et gynécol . . . . . . GRYNFELTT.
— — ch. du cours, M. PUECH .
Thérapeutique et matière médicale. . . . HAMELIN (✳).
Clinique médicale . . . . CARRIEU.
Clinique des maladies mentales et nerv. MAIRET (✳).
Physique médicale. . . . . IMBERT
Botanique et hist. nat. méd. . . . . . . GRANEL.
Clinique chirurgicale. . . . . FORGUE.
Clinique ophtalmologique. . . . . TRUC.
Chimie médicale et Pharmacie . . . . . VILLE.
Physiologie. . . . . HEDON.
Histologie . . . . VIALLETON.
Pathologie interne. . . . . DUCAMP.
Anatomie. . . . . GILIS.
Opérations et appareils . . . . ESTOR.
Microbiologie . . . . RODET.
Médecine légale et toxicologie . . . . . SARDA.
Clinique des maladies des enfants . . . BAUMEL.
Anatomie pathologique. . . . . BOSC
Hygiène. . . . . BERTIN-SANS.

Doyen honoraire : M. VIALLETON.
Professeurs honoraires :
MM. JAUMES, PAULET (O.✳), E. BERTIN-SANS (✳)

Chargés de Cours complémentaires

Accouchements. . . . . MM. PUECH, agrégé.
Clinique ann. des mal. syphil. et cutanées BROUSSE, agrégé.
Clinique annexe des mal. des vieillards. . VIRES, agrégé.
Pathologie externe . . . . IMBERT L., agrégé.
Pathologie générale . . . . RAYMOND, agrégé.

Agrégés en exercice

MM. BROUSSE	MM. VALLOIS	MM. IMBERT
RAUZIER	MOURET	VEDEL
MOITESSIER	GALAVIELLE	JEANBRAU
DE ROUVILLE	RAYMOND	POUJOL
PUECH	VIRES	

M. H. GOT, *secrétaire.*

Examinateurs de la Thèse

MM. FORGUE, *président.* | MM. BROUSSE, *agrégé.*
ESTOR, *professeur.* | VEDEL, *agrégé.*

A MON PÈRE

A MA MÈRE

A MES FRÈRES

A MA SŒUR

A MON ONCLE LE DOCTEUR M. MORUCCI

A MON COUSIN LE DOCTEUR F. MORUCCI

A LA FAMILLE MORUCCI, DE MARSEILLE

A M. LE PROFESSEUR D'ANATOMIE MAGON

A MES AMIS

A MES MAITRES

A. MORUCCI.

Qu'il nous soit permis de consacrer ces premières lignes à nos parents, qui nous ont donné tant de témoignages de leur affection inépuisable, et d'associer dans le même sentiment de gratitude tous les êtres chers qui, en nous facilitant la tâche, ont permis la réalisation de notre rêve.

A nos maîtres, dont les sympathies et la bienveillance ont été pour nous le plus précieux des encouragements ; — à la famille Morucci, de Marseille, qui n'a pas craint de s'exposer à la contagion en nous offrant chez elle, à diverses reprises, une hospitalité dont nous avons certainement abusé, et dont nous avons été à même d'apprécier, dans des circonstances particulièrement pénibles, le dévouement sans limites ; — à notre maître M. Magon, le savant professeur d'anatomie de Marseille, à la science éclairée duquel nous ne cesserons jamais de rendre hommage, car notre vie, c'est à l'insistance et nous osons dire à l'affection avec lesquelles il nous a soigné que nous la devons en partie ; — à tous ceux enfin qui, dans les jours difficiles, nous ont aidé, encouragé et quand même aimé, nous adressons ici l'expression émue de notre profonde reconnaissance.

INTRODUCTION

Avant d'aborder l'étude de la tuberculose chirurgicale sénile, il nous paraît indiqué de définir la tuberculose chirurgicale elle-même et de signaler les principaux caractères qui permettent de la différencier de la tuberculose médicale.

Ces deux termes, depuis que la découverte du bacille de Koch est venue confirmer la théorie unitaire de Villemain, ne sauraient pathogéniquement se séparer. Comme le dit si bien le professeur Lannelongue, « aucun caractère absolu ne peut être aujourd'hui tiré de la nature, de la forme ou du siège de la lésion, pour séparer la tuberculose chirurgicale de la tuberculose médicale. La lésion fondamentale, le tubercule, se retrouve dans les deux cas avec les mêmes aspects et les mêmes variétés ; la localisation du mal, soit au point de vue topographique, soit au point de vue organique, ne nous donne pas non plus le criterium que nous cherchons ». Certaines manifestations, certaines formes d'adénites, d'abcès, d'arthrites aiguës traduisant une localisation d'une infection générale à marche rapide rentrent plutôt dans le domaine du médecin et des manifestations viscérales telles que les lésions des organes génito urinaires, longtemps considérées comme inopérables, nécessitent souvent aujourd'hui une intervention chirurgicale.

La distinction, si elle existe, ne saurait être tirée que de la localisation du mal, de sa limitation, de l'état général du sujet et non de la nature même des lésions. Ces divers facteurs réunis permettent seuls de poser les indications opératoires et, par suite, de légitimer la séparation des deux formes de tuberculose. Nous classerons donc dans le domaine de la tuberculose chirurgicale toute affection de cette nature qui nécessite l'intervention du chirurgien.

Cette délimitation une fois faite, il est permis de se demander si elle se présente dans toutes ses manifestations avec les mêmes caractères chez l'enfant, chez l'adulte et chez le vieillard, ou s'il est possible d'isoler pour chacun d'eux une forme spéciale à évolution distincte. Il est certain que ces diverses formes se tiennent par trop de points essentiels pour permettre une délimitation bien nette de ce qui appartient en propre à chacune d'elles. Cependant il nous a paru intéressant de grouper dans un travail d'ensemble l'étude de son étiologie, de ses localisations préférées, des particularités de son évolution, de son processus pathologique, de ses associations chez le vieillard.

C'est M. le professeur Forgue qui nous a inspiré l'idée de ce modeste travail. Nous ne saurions trop le remercier des conseils qu'il nous a prodigués, de la bienveillance avec laquelle il nous a toujours accueilli dans son service et du grand honneur qu'il nous fait en acceptant la présidence de notre thèse.

Nous ne nous dissimulons pas la difficulté de notre tâche. Nos conclusions sont basées sur un nombre d'observations trop restreint et notre expérience personnelle est trop limitée pour nous permettre de produire des affirmations définitives. On voudra bien, d'autre part, nous tenir compte du petit nombre de matérieux mis à notre disposition, de leur rareté et surtout de leur dissé-mination très grande dans la littérature médicale, enfin des conditions particulières dans lesquelles notre travail s'est poursuivi, pour le juger avec indulgence, malgré ses lacunes et ses imperfections.

CONTRIBUTION A L'ÉTUDE

DE LA

TUBERCULOSE CHIRURGICALE SÉNILE

ET DE SES

LOCALISATIONS OSTÉO-ARTICULAIRES

HISTORIQUE

L'histoire de la tuberculose chirurgicale sénile se confond à ses débuts avec celle de la tuberculose sénile en général. Les auteurs sont muets sur ses manifestations ou ne les rapportent pas à leur véritable cause. On a longtemps désigné sous le nom un peu vague de scrofule une maladie diathésique distincte, une entité morbide dans le cadre de laquelle on faisait entrer la plus grande partie des manifestations tuberculeuses, néoplasiques, syphilitiques et cutanées de toute nature. Et encore, les localisations de cette diathèse ont-elles longtemps été considérées comme exclusives à l'enfance et à la première jeunesse, et sont-elles à peu près passées inaperçues chez le vieillard, en raison de leur rareté relative !

Dès l'antiquité, Hippocrate déclare que la scrofule ne se

rencontre pas chez le vieillard. Les auteurs de la fin du XVII° siècle, et parmi eux Lalouette (1780), Kortum (1789), citent des exemples de scrofule chez des individus en ayant déjà présenté des accidents dans leur jeunesse. Richerand en parle aussi (1808).

Les travaux de Laënnec, les statistiques de Louis (1825) et de Prus (1840) se rapportent exclusivement à la tuberculose pulmonaire du vieillard.

Milcent (*Traité de la scrofule*, 1836), Dumoulin *(De quelques lésions tardives de la scrofule chez le vieillard.* Paris 1854), Bazin *(Leçons sur la scrofule*, 2° édit. Paris 1851, p. 120), signalent certaines variétés de cette affection survenant à un âge avancé. Bazin divise la scrofule en quatre périodes : 1° période des lésions cutanées et muqueuses ; 2° période des lésions plus profondes avec engorgement ganglionnaire ; 3° localisation aux os et aux articulations ; 4° période de scrofule viscérale, et il admet le début de la scrofule sénile par la troisième ou la quatrième période.

En 1867, Paget, dans ses *Clinical lectures and essays* (pages 314 et suivantes), insiste sur la plus grande fréquence de la scrofule chez le vieillard que chez l'adulte. « Je pense, dit-il, que les vieillards sont plus souvent scrofuleux que les personnes de trente à cinquante ans. »

Bourdelais (Thèse de Paris, 1876) consacre sa thèse inaugurale à l'étude de *Quelques observations de scrofule chez le vieillard.* C'est un travail sérieux dont les conclusions sont basées sur un assez grand nombre de faits précis. L'auteur y esquisse quelques-unes des principales questions qui se rapportent à l'étude de la scrofule chez le vieillard : étiologie, fréquence, localisations, diagnostic, pronostic, traitement.

Quénu signale, en 1879, le mal de Pott parmi les manifestations de la scrofule sénile (*Bulletin de la Société Anat.*, 1879).

En 1880, Brissaud publie, dans les *Archives de médecine*, un article remarquable où il consacre l'unité des lésions, et en se basant sur l'étude de l'anatomie pathologique, il démontre l'identité de la tuberculose et de la « scrofulose ».

La découverte du bacille de Koch (1882) confirme les conclusions de Brissaud.

Citons aussi les travaux de Rageot de la Touche, Laconche (1882), Courtin (1883), Foulquier (1885), Dulac (1890), Marsh (1892). Ce dernier dit : « Les statistiques montrent bien clairement que la tuberculose chirurgicale est de beaucoup la plus fréquente entre 3 et 10 ans ; après 10 ans, elle devient de plus en plus rare à mesure que l'âge augmente.

Mauclaire (Thèse de Paris) 1893. *Des différentes formes d'ostéo-arthrite tuberculeuse)*, Gangolphe (1893) s'occupent aussi de la question de fréquence de la tuberculose chez le vieillard.

La thèse de Michel (Paris 1894), les leçons cliniques de Potain (1894) se rapportent spécialement à l'étude de la tuberculose pulmonaire sénile.

En 1895, Barié fait paraître dans la *Revue de Médecine* un article très documenté où il reprend l'étude de la tuberculose sénile, mais il a surtout en vue ses localisations pulmonaires et il cite en passant, comme des raretés pathologiques, ses manifestations chirurgicales.

Polaillon *(Statistique et observations de chirurgie hospitalière*, Paris 1895) cite de nombreux exemples de localisation de cette maladie au-dessus de 50 ans.

En 1898, au Congrès de la tuberculose de Paris, Widal attire de nouveau l'attention sur la tuberculose locale des vieillards, dont il avait pu recueillir dix observations au-dessous de 70 ans. Pour lui l'évolution est cliniquement la même que chez les jeunes, «qu'il s'agisse de tubercules de la peau, d'abcès froids osseux ou sous-cutanés», et il signale le retour possible d'accidents après une période plus ou moins longue pendant laquelle la maladie est restée « sommeillante». Chez les mêmes individus, il mentionne aussi l'hérédité rétrograde.

En juin 1900, Morestin publie, dans le *Bulletin de la Société anatomique,* une observation très intéressante sur un cas de tumeur blanche du genou chez un vieillard arthritique, et Apert décrit, la même année dans la même publication une forme particulière de tuberculose osseuse (tuberculose à petits foyers multiples) chez le vieillard.

Dans sa thèse *(La tuberculose à la maison de Nanterre. Étiologie et pathogénie, Paris 1899),* Hanot donne une statistique très intéressante des nombreuses localisations de tuberculose observées à la maison de Nanterre. Cette statistique est reprise et complétée par Moret (Thèse de Paris, 1900) ; elle porte sur le nombre des malades entrés à l'infirmerie de la maison départementale de Nanterre (chirurgie), et indique surtout la fréquence de la tuberculose ostéo-articulaire chez le vieillard. Elle s'appuie sur l'observation des 3.925 malades qui, du mois d'août 1893 au mois d'octobre 1900, se sont présentés à la visite, et relève 178 cas de l'affection dont il s'occupe. Dans ses conclusions, Moret affirme la fréquence de la tuberculose osseuse et articulaire chez les vieillards et préconise le traitement radical par l'amputation dans les affections des membres, qu'il a plus particulièrement étudiées.

ÉTIOLOGIE

Nous aurons successivement à élucider, dans l'étude de l'étiologie des manifestations de la tuberculose chirurgicale sénile, l'influence de l'âge, de certaines diathèses, des antécédents, du traumatisme et de quelques autres causes générales, qui, en diminuant la résistance vitale de l'individu, assurent à l'infection une prise plus facile. La plupart d'entre elles ont été déjà mises en relief à propos des localisations pulmonaires de cette maladie, ce qui nous dispensera de les analyser ici en détail.

L'influence de l'âge est très discutée. Laënnec écrivait déjà en 1824 : « La tuberculose est très fréquente dans la vieillesse même avancée. » Louis, en 1825, sur 205 personnes mortes phtisiques, signale, dans 11 cas, la tuberculose au-delà de 60 ans. Certains auteurs ont professé depuis qu'on est aussi tuberculeux à 70 ans qu'à 15 ans, et Manfredi (1893) admet deux maxima de fréquence dans la tuberculose pulmonaire : la première enfance et la vieillesse. « En dépit de ces divergences, écrit Barié, il est certain qu'on devient tuberculeux à tout âge et que la phtisie fait de nombreuses victimes parmi les vieillards. » La statistique de Bicêtre, en effet, donne, sur 390 décès, 18 fois la tuberculose comme cause, soit 4 fois sur 100. Les chiffres d'Apert, à la retraite des Ménages, confirment les précédents et sont dans le même rapport. Le coefficient de Barié est moins élevé. Sa moyenne, calculée dans les hôpitaux de Paris, de 1884 à 1896, est de 2,293 pour 100, se répartissant ainsi :

Hôtel-Dieu.	2,082	pour 100
Hôtel-Dieu (annexe). . .	5,553	—
Charité	1,939	—
Pitié.	2,421	—
Lariboisière.	2,030	—
Ténon.	3,371	—
Saint-Antoine.	2,325	—
Beaujon.	1,214	—
Ivry	2,412	—
Bicêtre	1,915	—

Ces chiffres, basés sur l'examen nécropsique des lésions, sont par eux-mêmes assez éloquents pour trancher définitivement la question de fréquence de la tuberculose pulmonaire sénile. Mais, est-il possible de mettre, en regard de ces statistiques, d'autres chiffres, permettant d'établir le rapport numérique entre les lésions pulmonaires et celles qui relèvent d'une intervention chirurgicale ?

On a été longtemps réduit à constater l'existence de ces dernières en se basant sur des observations isolées ; mais, à quelques exceptions près, la scrofule a été considérée par la plupart des auteurs comme une maladie peu fréquente dans la vieillesse. Bourdelais est de l'avis de Bazin, qui la considérait comme très rare. Verneuil et Richet professent cette idée dans leurs cliniques. Marsh (1892) constate sa diminution progressive avec l'âge ; Mauclaire (1893) soutient sa rareté relative. Lannelongue écrit que le vieillard offre à la tuberculose une résistance plus grande, bien que, à propos de tuberculose ganglionnaire, il parle de son retour à la prédisposition infantile. Gangolphe et Polasson sont à peu près les seuls à exprimer une opinion différente.

La statistique de Moret, établie, comme nous l'avons vu plus haut, d'après le nombre des malades (hommes) entrés à l'infirmerie de la Maison départementale de Nanterre (chirurgie) du mois d'août 1893 au mois d'octobre 1900, est venue se mettre en opposition avec l'opinion de la plupart des auteurs.

En voici les résultats :

Age	Nombre des malades	Tuberculoses osseuses et articulaires	Tuberculoses ganglionn.	Tubercul. osseuses et articul. 0/0	Tuberculoses ganglionn. 0/0
10 à 20 ans	297	12	24	4,04	8,08
20 à 30 —	392	11	28	2,81	7,14
30 à 40 —	491	22	24	4,48	4,89
40 à 50 —	664	33	24	4,97	3,61
50 à 60 —	1,051	54	56	5,14	5,33
60 à 70 —	922	40	28	4,34	3,04
70 à 80 —	108	6	1	5,55	0,925
Totaux.	3,925	178	195	»	»

La proportion des personnes atteintes après 50 ans est de 5,01 pour 100 pour les manifestations ostéo-articulaires, de 3,098 pour 100 pour les localisations ganglionnaires ; et le tableau précédent omet de parler des lésions cutanées et génitales de même nature qui représentent le cinquième des lésions dans la statistique de Hanot. En tenant compte de cette dernière et en admettant que chaque malade se soit présenté à l'infirmerie porteur

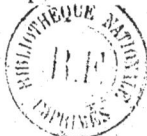

d'une seule affection localisée, on arrive au chiffre très élevé de plus de 10 pour 100.

On voit par là ce qu'il faut penser de la prétendue rareté de la tuberculose chirurgicale sénile. Doit-on cependant accepter cette moyenne comme répondant à la réalité des faits communément observés ? et faut-il conclure que sur 100 malades qui viennent réclamer le secours de la chirurgie, une moyenne de 10 sont atteints d'une affection à bacille de Koch ? Nous ne le pensons pas, et il nous semble qu'il est possible de relever dans ce chiffre deux causes au moins d'exagération.

La première est due à la catégorie des personnes observées. Laissons à ce sujet parler Moret lui-même : « Les malades que nous avons observés sont des gens ayant exercé toutes sortes de professions, quelquefois plusieurs successivement. Ce sont à peu près tous des alcooliques invétérés ; ils ont connu toutes les privations. Beaucoup, pour ne pas dire la majorité, ont fait dans les prisons des stages plus ou moins longs ; ils arrivent à la maison surmenés, déprimés, et ce n'est pas le régime auquel ils sont soumis qui peut les aider à se remonter. » On trouve donc réunies chez ces malades toutes les conditions étiologiques qui favorisent le développement du bacille de Koch, et la fréquence des lésions est en grande partie subordonnée à la préparation du terrain.

Quant à la deuxième cause, elle est tirée des mauvaises conditions hygiéniques dans lesquelles sont placés les vieillards hospitalisés : une nourriture et une ventilation insuffisantes, une vie côte à côte avec des tuberculeux avérés, rendent la contagion inévitable chez des malades encore indemnes, et favorisent l'éclosion des symptômes chez ceux qui étaient déjà en puissance de bacille de Koch.

Ces quelques considérations ne suffisent pas à expli-
quer les divergences d'opinion des auteurs, mais il faut,
semble-t-il, admettre la fréquence des lésions qui nous
occupent, sans qu'il soit possible de fixer un chiffre s'ap-
pliquant à la moyenne des cas de tuberculose locale, et
établissant le rapport entre le nombre des malades observés et les lésions tuberculeuses constatées.

Antécédents. — L'influence des antécédents a été depuis
longtemps notée.

Widal, en attirant l'attention sur cette tuberculose
locale des vieillards, dont il avait pu recueillir dix observations, s'exprima ainsi au Congrès de la tuberculose de
Paris (1898) : « L'anamnèse ne permettait de déceler
chez quelques-uns de nos malades aucun antécédent tuberculeux personnel ; à l'autopsie de deux d'entre eux, âgés
l'un de 74 ans, l'autre de 76 ans, nous avons constaté
cependant, au sommet des poumons, des cicatrices fibreu-
ses, reliquats d'anciennes lésions tuberculeuses.

» Un de nos malades avait eu des hémoptysies à l'âge
de 20 ans et depuis cette époque n'avait souffert d'aucune
autre manifestation tuberculeuse ; deux autres vieillards
âgés de 78 ans avaient souffert d'adénite sous-maxillaire
tuberculeuse rapidement guérie, l'un à l'âge de huit ans,
l'autre à l'âge de dix ans. Cette longue trêve de 70 ans
montre combien longtemps, chez le même individu, la tuberculose peut rester sommeillante. Elle nous enseigne
combien il faut toujours en redouter les retours, même
chez les individus âgés guéris depuis longtemps d'une
tuberculose atténuée.

» Chez quelques-uns de nos malades on constatait une
sorte d'hérédité rétrograde ; leurs enfants avaient été
frappés de tuberculose de longues années avant que l'on

ait pu constater chez eux la première manifestation tuberculeuse apparente. L'un de nos malades avait perdu deux
enfants de tuberculose pulmonaire 30 à 35 ans avant l'apparition chez lui, de la première manifestation tuberculeuse. »

On voit, d'après ce qui précède, la part très importante
qu'il faut accorder aux antécédents dans l'étiologie de la
maladie qui nous occupe. Trois malades sur dix ont eu
des manifestations tuberculeuses dans le jeune âge. Ces
manifestations, nous ne les avons nous-mêmes notées que
dans un cinquième environ des cas; et dans les observations qui nous sont personnelles, où la question a été
élucidée avec beaucoup de soin, nous ne trouvons aucune
trace de maladie antérieure. S'il nous fallait donner une
classification de ces diverses tuberculoses locales, nous
les diviserions volontiers en 3 groupes, d'après leurs antécédents :

Le premier, comprenant tous les cas où la maladie est
secondaire à une manifestation tuberculeuse survenue dans
le jeune âge ;

Le deuxième, dans lequel la tuberculose locale sénile
est contemporaine ou immédiatement consécutive à des
manifestations pulmonaires ;

Le troisième, où l'on classerait toutes les manifestations
primitives de la maladie.

On pourrait peut-être comprendre dans un quatrième
groupe les cas où la tuberculose n'a pas pu être notée
dans les antécédents personnels, et a été seulement
décelée dans la descendance directe de l'individu (hérédité rétrograde).

Quoi qu'il en soit, que la maladie soit primitive ou
secondaire, il faut encore tenir compte dans son étiologie

de certaines autres causes que nous allons successivement énumérer.

Malgré l'opinion contraire de Lannelongue, nous croyons qu'il faut accorder au traumatisme une certaine importance parmi les causes prédisposantes ; nous voyons dans la localisation de la tuberculose au point lésé non une simple coïncidence, mais un rapport de cause à effet. Les expériences de Max Schuller, qui, après avoir rendu tuberculeux un animal, produisait à volonté une tumeur blanche localisée au point traumatisé, nous semblent concluantes. Quelques-unes des observations rapportées plus loin signalent l'influence du traumatisme sur la lésion ; s'il ne la crée pas, au sens propre du mot, il la favorise et la provoque même en permettant au bacille, qui se trouve déjà en puissance dans l'économie, de se greffer à l'endroit de moindre résistance. Il faut néanmoins se mettre en garde contre une opinion trop absolue, et ne pas se laisser influencer par les assertions du malade, qui a presque toujours tendance à faire remonter l'origine de sa lésion à quelque accident antérieur. Le traumatisme n'est pas le plus souvent nécessaire; il ne joue en tout cas qu'un rôle secondaire.

On a aussi signalé, parmi les causes favorisantes, l'existence d'une lésion locale antérieure telle qu'une arthrite rhumatismale. Dans l'observation de Morestin, le mal s'est greffé secondairement sur l'articulation qui lui offrait la moindre résistance.

Il ne faudrait pas pourtant, malgré cet exemple, s'exagérer l'importance d'une affection rhumatismale antérieure sur la localisation tuberculeuse; chez un de nos malades, rhumatisant, elle s'est produite sur une articulation indemne jusqu'alors. Dans le cas de Morestin, la nature peu favorable du terrain semble même avoir donné à la lésion un cachet particulier dont on trouvera la description au cours de l'observation.

Causes générales. — « La plupart des vieillards que nous avons trouvés atteints de scrofule, écrit Bourdelais, habitaient des lieux étroits, privés d'air et de soleil et souvent humides. Ainsi, trois ont été concierges, un est vannier et travaillait dans les caves, cinq faisaient la profession de couturières et restaient, par conséquent, enfermées la plus grande partie du jour. »

Richerand, avant lui, avait incriminé chez les prisonniers la mauvaise hygiène, la misère morale et physiologique; nous y ajouterons toutes les autres causes banales qui se retrouvent dans le développement de la tuberculose, chez les jeunes gens comme chez les vieux : hérédité, contagion, surmenage, excès, etc.

Moret mentionne ces conditions étiologiques indifféremment, sans que l'une ou l'autre des causes invoquées semble jouer un rôle prépondérant. L'intoxication alcoolique est relevée dans le septième des cas environ.

Tels sont, brièvement résumés, les grands facteurs étiologiques de la tuberculose chirurgicale sénile.

LOCALISATIONS

Voici le tableau des principales localisations tuberculeuses chez l'adulte, dressé par Hanot dans le service de chirurgie du docteur Remy (Maison de Nanterre) :

Années	T. gangl.	T. osseuse	T. cutanée	T. articul.	T. génitale	T. péritonéale
1893 (3 mois)	6	4	»	4	2	»
1894	21	7	10	9	»	1
1895	20	14	3	3	2	»
1896	26	15	2	7	5	2
1897	22	11	6	4	5	1
1898	16	12	10	3	1	1
	121	63	31	30	15	5

Cou. . . . 74	Memb. sup. 23	Mains, bras 18	Genou. . 16	Testic. . 10
Aisselles . 7	— inf^r. 17	Pieds . . . 3	Pied. . . 6	Fistule . 4
Aine. . . . 3	Sacrum . . 2	Multiples . 10	Main. . . 5	Prostate 1
Multiples. 37	Sternum. . 14	31	Coude. . 3	15
121	Max inf. . . 1		30	
	Pubis . . . 1			
	Divers . . . 5			
	63			

Ce tableau pourra être très utilement complété par la statistique de Moret sur les manifestations ostéo-articulaires classées selon l'âge du malade.

Statistique de Moret

Malades de Nanterre (chirurgie-hommes)

(Août 1893 — Octobre 1900)

Age	Crâne et face	Colonne vertébr.	Côtes	Sternum	Os iliaque	Pubis	Sacrum	Coxo-fémorale	Genou	Os de la jambe	Tibio-tarsienne et pied	Clavicule	Epaule	Coude	Os avant-bras	Poignet	Main	TOTAL
10 à 20 ans. .	0	2	0	0	0	0	0	3	2	1	2	0	0	2	0	0	0	12
21 à 30 ans. .	0	2	0	1	0	0	0	1	0	0	4	0	0	0	0	2	1	11
31 à 40 ans. .	1	0	7	2	0	0	1	2	2	1	2	0	0	2	1	1	0	22
41 à 50 ans. .	0	2	5	2	0	2	1	2	3	1	5	0	1	4	1	1	3	33
51 à 60 ans. .	1	2	6	3	2	0	1	0	9	5	10	1	1	3	2	4	4	54
61 à 70 ans. .	2	2	11	7	3	0	0	1	2	1	5	0	1	0	1	4	0	40
71 à 80 ans. .	0	0	2	0	0	0	0	0	0	0	2	0	0	1	0	1	0	6
Total général .	4	10	31	15	5	2	3	9	18	9	30	1	3	12	5	13	8	178
Total de 50 à 80	3	4	19	10	5	0	1	1	11	6	17	1	2	4	3	9	4	100

La première de ces deux statistiques ne s'applique pas exclusivement aux vieillards. Elle a été établie d'après l'examen de 2,216 malades se répartissant ainsi :

15 à 30 ans	68
30 à 50 —	388
50 à 70 —	949
Au-dessus de 70 —	549
Total.	2216

Cependant, comme un peu plus des deux tiers des malades observés ont dépassé la cinquantaine, on peut la considérer comme donnant une idée suffisamment exacte des localisations chez ces derniers.

On voit que les altérations se succèdent dans l'ordre suivant : tuberculose ostéo-articulaire, tuberculose ganglionnaire, tuberculose cutanée, tuberculose génitale.

Bourdelais avait déjà noté la grande fréquence des lésions osseuses, qu'il avait relevées 13 fois sur 16 observations de scrofule chez le vieillard. Dans le tableau de Moret, le pied est indiqué comme son lieu de prédilection ; après viennent les côtes, le genou, le sternum, le poignet, la main, et enfin la colonne vertébrale.

Ces résultats sont à rapprocher de ceux que M. Kirmisson a recueillis chez les enfants (*Bull. méd.*, 1899).

Coxalgie	49 cas
Arthrite du genou	26 —
Arthrite du pied.	14 —
Mal de Pott	33 —
Scapulalgie	7 —
Tuberculose du coude	8 —
Tuberculose du poignet . . , .	1 —
Tuberculose des métacarpiens. .	4 —

De la lecture comparative de cette statistique et de celle de Moret, il ressort que la tuberculose osseuse se localise de préférence aux membres inférieurs. Elle affecte surtout leur racine chez les enfants et leur extrémité chez le vieillard.

Si, pour exprimer le rapport qui relie entre elles les diverses lésions, on désigne par l'unité les localisations les plus fréquentes, on obtient le tableau suivant :

ENFANTS			VIEILLARDS	
Coxalgie	1 »	Tub. costale	1 »
Mal de Pott	0,673	— tibio-tarsienne.	0,894
Arthrite du genou.	0,530	— genou.	0,578
Arthrite du pied.	0,285	— sternum	0,526
Tuberculose du coude	0,181	— os de la jambe.	0,315
Scapulalgie	0,163	— os iliaque	0,263
Tuberc. des métacarpiens	0,081	— colonne vertébrale	
Tuberculose du poignet.	0,020	— coude.	0,222
		— main.	
		— crâne et face	0,157
		— os de l'avant-bras	
		— épaule.	0,101
		— sacrum	
		— coxo-fémorale.	0,052
		— clavicule.	

La coxalgie, qui comprend les 2/5 des cas chez l'enfant, est très rarement observée chez le vieillard. La tuberculose costale, au contraire, considérée chez ce dernier comme une exception (sur 64 observations au-dessus de 20 ans, on n'en relève, dans la thèse de Souligoux, qu'une seule se rapportant à un malade âgé de plus de 60 ans), est, au contraire, monnaie courante,

De toutes les articulations, la tibio-tarsienne est celle qui est le plus souvent atteinte.

Les localisations ganglionnaires, qui viennent au second rang, sont notées dans 3,098 pour 100 des cas, si l'on se rapporte à la statistique de Moret. Le cou est leur siège de prédilection (1 fois sur 2 dans la statistique de Hanot).

La tuberculose cutanée est plus rare (1,55 pour 100). Elle se localise de préférence aux mains et aux bras.

Les organes génitaux sont atteints dans 0,75 pour 100 des cas.

DIAGNOSTIC

Le diagnostic de la tuberculose locale est généralement facile, et si on ne le fait pas toujours, c'est moins parce que les symptômes de la maladie sont difficiles à reconnaître que parce qu'on ne songe pas à la nature de la lésion.

Dans certains cas où le diagnostic est encore possible, la difficulté tient aux complications de la maladie ou aux renseignements vagues fournis par le malade, dont les souvenirs sont souvent très confus. Cependant, un examen complet des antécédents, la trace de maladies scrofuleuses antérieures, l'existence de bronchites plus ou moins bien guéries, une auscultation attentive, le mode de début et l'évolution de la maladie actuelle, l'état général du sujet, fourniront, en général, des signes suffisants pour empêcher de s'égarer dans le diagnostic. Les signes cliniques des altérations qui nous occupent étant les mêmes chez l'enfant et le vieillard, qu'il s'agisse de lésions cutanées, osseuses, synoviales ou articulaires, la connaissance précise des manifestations tuberculeuses de la jeunesse aidera puissamment à les reconnaître chez les personnes âgées. Il serait superflu de les décrire ici en détail, et nous n'avons, pour notre part, rien à ajouter à ce qui a été écrit sur ce sujet dans les livres de pathologie auxquels nous renvoyons. Nous nous bornerons seulement à quelques considérations sommaires sur le diagnostic de certaines des affections que nous avons signalées.

La nature tuberculeuse de la tumeur blanche sera, la plupart du temps, évidente ; on ne saurait guère la confondre, sinon tout à fait au début, avec les arthropathies rhumatismale, goutteuse, sèche, blennorrhagique, etc. Il est, à la rigueur, permis de songer à la syphilis ; cependant, l'absence d'antécédents, le siège de la lésion, et aussi, en cas de doute, le traitement spécifique, permettront de la mettre hors de cause ; à moins qu'il n'existe, ce que nous ignorons, des manifestations hybrides, parasyphilitiques, sur lesquelles la pierre de touche serait sans effet.

Il est plus difficile de différencier la tumeur blanche d'un sarcome périarticulaire. L'arthrite fongueuse simule fort bien les productions sarcomateuses ; on peut, dans les deux cas, constater l'existence d'un mauvais état général, dû à une affection cachectisante, et, en l'absence d'antécédents et de signes pulmonaires, le doute est permis, et l'erreur a été quelquefois commise.

Il est assez rare cependant, quand il s'agit d'un sarcome, qu'on n'arrive pas à déterminer, en un point quelconque, la crépitation papyracée observée dans les tumeurs qui ont pris naissance dans l'épaisseur de l'os ; il y a, de plus, une vascularisation superficielle prononcée ; la fluctuation correspond, en général, aux portions les plus saillantes et ne répond pas à une partie de la synoviale ; le sarcome est plus fréquemment bosselé, tandis que la tumeur blanche présente, le plus souvent, une surface régulière et lisse. La marche postérieure de l'affection, non influencée par le repos, le traitement général, la compression ouatée, achèvera le diagnostic. La confusion peut cependant persister longtemps et, quelquefois, elle ne cessera que par l'examen direct de la pièce à l'amphithéâtre ou après l'opération.

On pourrait confondre avec une tumeur blanche certains cas d'arthropathies survenant dans le tabès ; il suffit, le plus souvent, de songer à cette hypothèse pour l'écarter par la constatation des autres symptômes caractéristiques de cette affection.

Nous n'insistons pas sur le diagnostic des lésions tuberculeuses cutanées et des lésions syphilitiques de même siège, renvoyant pour cela aux traités qui s'occupent spécialement de ces affections ; en cas de contestation, le traitement spécifique lèvera tous les doutes.

En l'absence d'autres symptômes, il est souvent difficile de se prononcer sur la nature de certaines tumeurs ganglionnaires, et on a vu les meilleurs cliniciens hésiter quelquefois entre le lymphadénome, le lymphosarcome et l'adénite tuberculeuse. Aucun caractère différentiel ne peut être tiré du siège, de la consistance, ni même du mode d'évolution de la tumeur, et, très souvent, l'analyse du sang, l'inoculation au cobaye ou l'examen histologique permettent seuls de trancher le diagnostic. Il en est de même quand l'infection ganglionnaire tuberculeuse emprunte, comme porte d'entrée, une ulcération cancéreuse, et nous sommes, comme plus haut, dans l'impossibilité d'établir le diagnostic autrement que par les moyens déjà indiqués.

PRONOSTIC

« Par ce fait que la scrofule sénile a une tendance marquée à gagner les poumons, écrit Bourdelais, on peut déjà en inférer que la terminaison sera le plus souvent fatale. »

Nous sommes, pour notre part, moins pessimiste, et nous subordonnons la gravité du pronostic à une série de causes qui vont être rapidement passées en revue.

Il faut, croyons-nous, tenir compte :

1° De la nature primitive ou secondaire de l'infection :

a) Tuberculose locale primitive : pronostic relativement bénin.

b) Tuberculose chez un individu ayant déjà présenté des manifestations de cette maladie dans son enfance ou dans sa jeunesse : pronostic plus grave.

c) Manifestations tuberculeuses multiples et localisations pulmonaires : pronostic le plus souvent fatal.

2° De la nature du terrain sur lequel la maladie évolue. La tendance à la généralisation est moindre chez un arthritique.

3° De la localisation du mal : les lésions cutanées, les adénites sont infiniment moins graves que les lésions osseuses ou ostéo-articulaires.

4° De l'état général du sujet : un vieillard déjà affaibli supporte mal le shock opératoire.

5° De la rapidité de l'intervention : les chances de guérison sont d'autant plus nombreuses que la limitation de la maladie a été plus rapide.

Livrée à elle-même, l'affection semble évoluer avec une certaine lenteur ; tous les auteurs sont d'accord pour signaler le fait. Dans la grande majorité des cas que nous avons reproduits ou personnellement observés, c'est environ deux ans après le début que le malade est venu à l'hôpital réclamer l'intervention du chirurgien. Malgré la lenteur du processus, on note cependant une tendance assez marquée à la généralisation et, en dépit de l'assertion de Grisolle, chaque organe n'évolue pas indéfiniment pour son propre compte. Bien plus, une intervention prompte ne met pas toujours à l'abri d'une infection nouvelle sur un autre point de l'économie. Cette infection peut se faire quelquefois à très longue échéance : cinq ans dans une des observations de Bourdelais, plusieurs mois dans une autre. Donc, même dans les cas où la bénignité de la lésion semble évidente et sa localisation bien limitée, il faut toujours craindre une manifestation secondaire et réserver le pronostic.

Pronostic réservé ne veut heureusement pas dire pronostic fatal, et une méthode antiseptique mieux appliquée, une intervention chirurgicale plus précoce ont souvent permis d'obtenir une guérison définitive. Dans un certain nombre de cas où les lésions n'étaient pas assez avancées pour nécessiter une opération, le traitement général a suffi pour amener une notable amélioration et même la guérison ; mais il faut pour cela que le poumon ne soit pas atteint et que le sujet n'ait pas déjà été affaibli par la résorption lente des toxines qui se produisent au niveau de la partie malade.

En résumé, et pour conclure, on peut dire que le pronostic est grave en raison des mutilations opératoires, de la tendance de la maladie à la généralisation, des complications pulmonaires possibles, de la cachexie progressive par résorption des toxines ; mais que, d'autre part, il n'est pas fatal, et que, dans certaines formes localisées, on observe souvent la guérison.

TRAITEMENT

Nous nous occuperons surtout, dans l'étude du traitement, de la conduite à tenir dans les cas de tuberculose osseuse ou articulaire, les autres lésions, ganglionnaires, cutanées ou génitales, donnant lieu chez le vieillard à très peu de considérations et nécessitant la même intervention que chez l'enfant.

La lésion en un point déterminé étant considérée très souvent, sinon toujours, comme l'expression locale d'une maladie générale, on s'est demandé avec raison si l'intervention opératoire était dans ces conditions indiquée, ou s'il ne valait pas mieux s'en tenir à une expectation prudente et se contenter du traitement général. L'abstention n'est-elle pas, à plus forte raison, commandée quand le malade est déjà atteint d'une redoutable complication pulmonaire ?

Presque tous les auteurs conseillent cependant l'intervention dans le premier cas : « Il faut se souvenir, dit Moret, que si le bacille existe ailleurs, il y est à l'état latent et ne provoque pas de troubles appréciables, tandis qu'au niveau de la lésion, il a acquis, sous une influence encore inconnue, une virulence plus grande » ; si, de plus, on attend l'ouverture spontanée de l'abcès, la plaie s'infectera presque fatalement par des associations

3

microbiennes produites à son niveau. Une suppuration interminable, due le plus souvent au staphylocoque, s'ensuivra, le bacille de Koch passera au second plan, et le malade sera emporté par cette nouvelle cause d'épuisement. Il est donc indiqué d'attaquer le mal localement.

L'abstention a cependant ses défenseurs quand il existe en même temps des lésions pulmonaires étendues. Thiéry note parfois des désastres à côté de certains cas heureux ; Géraert signale une aggravation dans 10 pour 100 des cas.

Schwartz a 200 bons résultats sur 205 interventions.

Mollière (de Lyon), Le Dentu, Routier sont pour l'intervention : « Si l'on songe aux souffrances sans cesse renouvelées, aux accidents fébriles qu'éprouvent les tuberculeux dans quelques formes d'ostéo-arthrites, on comprendra, dit Ollier, tous les secours qu'une opération faite à point peut lui rendre ». Cette opinion d'Ollier nous permet de conclure que l'opération est indiquée toutes les fois que le malade semble en état de supporter le shock opératoire; même quand elle n'amène pas une guérison définitive, elle soulage momentanément les souffrances du tuberculeux. Le sens clinique du chirurgien lui permettra d'ailleurs, mieux que toutes les règles, de juger de l'opportunité de l'intervention.

Cette opportunité étant admise dans la grande majorité des cas, quels procédés faudra-t-il mettre en œuvre pour obtenir la guérison ?

Nombreux sont les traitements proposés, depuis l'incision simple jusqu'à l'amputation, quand elle est possible. Leur choix devant toujours être subordonné aux résultats obtenus, nous avons relevé dans nos observations, empruntées pour la plupart à la thèse de Moret, le procédé opératoire suivi, et nous l'avons mis en regard de la localisation du mal et des résultats observés.

Voici cette répartition :

6 interventions pour tuberculose costale : 6 curetages, 2 résections partielles de côtes ;... 5 fistules, 1 guérison.

12 interventions pour tuberculose du pied et de l'articulation tibio-tarsienne : 3 incisions d'abcès,... 3 fistules ; — 5 amputations de jambe, 4 guérisons ; une récidive dans le moignon, une fistule ; — 1 excision de l'astragale avec résection des malléoles, 1 guérison ; — 3 résections de métatarsiens avec curetage, 3 guérisons.

6 interventions pour tuberculose du genou : 3 arthrectomies, 1 guérison, 2 récidives ayant nécessité l'amputation de la cuisse ; — 3 amputations de la cuisse : 2 guérisons, 1 mort par tuberculose pulmonaire.

4 interventions pour tuberculose du sternum ; 4 incisions suivies de grattage, 1 guérison définitive, 2 guérisons incomplètes, 2 fistules.

2 interventions pour tuberculose du tibia : 1 curetage suivi de cautérisation au chlorure de zinc, puis de résection partielle, une fistule ; 1 curetage simple : 1 fistule.

2 interventions pour tuberculose vertébrale ; 1 incision d'abcès, 1 fistule ; — 1 ponction suivie d'injection d'éther iodoformé tous les six jours, 1 fistule.

3 interventions pour tuberculose du coude : 1 résection, 1 fistule ; — 2 curetages, 2 fistules.

1 intervention pour tuberculose de l'épaule : 1 résection, 1 fistule.

5 interventions pour tuberculose du poignet : 1 résection, 1 récidive ; — 3 amputations de l'avant-bras, 3 guérisons ; — 1 désarticulation du poignet, 1 guérison.

1 intervention pour tuberculose du cubitus ; grattage. Mort par tuberculose pulmonaire.

2 interventions pour tuberculose de l'omoplate : 1 incision suivie de grattage, 1 fistule ; — 1 incision, puis résection d'une partie de l'omoplate, 1 guérison.

2 interventions pour tuberculose de la clavicule : 2 incisions avec curetage, cautérisation, 2 fistules.

1 intervention pour carie tuberculeuse du sacrum : résection du coccyx et d'une partie du sacrum, 1 fistule.

On voit, d'après ce relevé, combien la guérison est rare chez le vieillard après les opérations conservatrices.

Sur 19 curetages	on a obtenu	2 guérisons
— 11 amputations	—	9	—
— 8 résections	—	5	—
— 3 arthrectomies	—	1	—
— 1 désarticulation	—	1	—
— 5 incisions d'abcès	—	0	—
Total — 47 interventions	—	18	—

On trouve cependant d'assez nombreuses observations de guérison après curetage, cautérisation au chlorure de zinc, injection d'éther iodoformé, de naphtol camphré, etc., et il n'est pas permis de négliger ce traitement, surtout au début. Ce sera d'ailleurs à peu près le seul dans les affections thoraciques, les résections costales ne donnant que de médiocres résultats chez les vieillards. Mais, en général, il est insuffisant et il faudra sans trop tarder se résoudre à intervenir radicalement toutes les fois que la chose est possible, pour ne pas faire courir au malade les risques d'une infection générale et d'une cachexie progressive.

Si nous nous en rapportons aux résultats obtenus, le procédé de choix nous semble devoir être l'amputation.

C'est aussi l'opinion d'Ollier, à laquelle nous souscrivons pleinement :

« Les amputations sont supérieures en principe aux résections ; elles suppriment d'un coup des foyers apparents d'infection, laissent une plaie nette qui peut se réunir immédiatement et plus rapidement qu'une plaie de résection. Aussi, lorsqu'il s'agit de supprimer une suppuration articulaire sur un sujet débilité par une longue suppuration et par un séjour au lit, doit-on amputer. Il faut soustraire le plus tôt possible le malade aux causes de débilitation qui préparent le terrain pour de nouvelles manifestations tuberculeuses. »

La résection ne semble pas donner de bons résultats, surtout si les lésions sont trop avancées, et Polaillon conseille l'amputation « toutes les fois qu'on a affaire à un malade affaibli, sous le coup d'une tuberculose pulmonaire commençante, et qu'il s'agit d'obtenir un rétablissement rapide ». Vigerie, Le Dentu, Thiéry, Marsh sont du même avis.

En résumé, le traitement, conservateur chez l'enfant, doit être radical chez le vieillard, dans les affections ostéo-articulaires des membres ; parmi toutes les interventions, c'est à l'amputation qu'il faut donner la préférence, et il est indiqué d'y recourir sans retard quand les moyens conservateurs se sont montrés insuffisants.

Quel que soit le procédé choisi, le traitement général viendra toujours compléter très utilement le traitement local. « Il faut mettre l'économie dans les conditions de résistance les meilleures pour éviter l'extension du mal, pour obtenir la réparation la plus sûre et la plus brève, pour échapper enfin à une nouvelle atteinte. » (Lannelongue). On y arrivera par la prescription de l'hygiène la plus exacte, de la nourriture la plus substantielle, de l'aération la plus complète. On ne possède pas encore malheureusement le spécifique permettant d'attaquer le mal dans son principe même. Bien que les résultats annoncés n'aient pas répondu à notre attente, qu'il nous soit cependant permis, en terminant, d'affirmer notre foi dans la thérapeutique de l'avenir. Le jour où elle ne sera plus une chimère, quand, grâce à elle, le paria d'aujourd'hui aura reconquis ses droits à la vie et sa place au soleil, que le chemin des nobles aspirations ne se fermera plus devant ce pauvre cœur qui saigne, et qu'il lui sera permis sans crime d'affirmer lui aussi son idéal, ce jour-là, la science, tant de fois invoquée en vain, aura mis son meilleur secret au service de l'humanité.

OBSERVATION PREMIÈRE

(Personnelle)

X..., 70 ans, est entré à l'hôpital Suburbain de Montpellier, dans le service de M. le professeur Forgue, le
16 janvier 1903.

Le malade a exercé pendant longtemps le métier de
corroyeur ; puis il a été successivement cafetier et, enfin,
propriétaire d'une campagne qu'il exploite depuis bientôt
dix ans.

On ne relève rien dans ses antécédents héréditaires :
son père est mort à 80 ans, sa mère vers l'âge de 70 ans :
ils n'ont jamais présenté à sa connaissance de manifestations tuberculeuses. Lui-même n'accuse aucune maladie
antérieure à ces trois dernières années. Pas de traces de
scrofule dans son enfance. De son mariage, il a eu quatre
enfants : trois sont morts, les deux premiers en bas âge,
de convulsions ; le troisième à l'étranger, d'une maladie
indéterminée ; enfin, le quatrième, âgé de 25 ans, se porte
bien.

Pas de syphilis ; pas d'excès alcooliques.

Le malade raconte que depuis deux ou trois ans il s'en-
rhume facilement, surtout l'hiver. Sa première bronchite
remonte à l'année 1900 ; il a été pris à cette époque de
toux quinteuse bientôt suivie d'une expectoration muco-
purulente assez abondante, et ne s'est jamais bien rétabli
depuis lors. L'année dernière, au mois de novembre, il a
craché un peu de sang.

Il y a deux ans, c'est-à-dire environ un an après le début de sa maladie, il a remarqué une petite grosseur qui s'était produite dans la région postéro-interne du coude droit, au niveau du bec de l'olécrâne. Cette tumeur, du volume d'un petit pois, était dure, indolore, et roulait sous le doigt. La peau avait conservé sa coloration normale. Les mouvements de l'articulation du coude, d'abord indolores, ont cessé de l'être quand une autre grosseur fluctuante est venue s'ajouter à la précédente, à la région de l'avant-bras. Finalement notre homme, dont tout mouvement d'extension, de flexion ou de supination était devenu impossible, s'est décidé à entrer à l'hôpital.

Son état général n'est pas très brillant ; il se plaint d'une toux très forte qui le prend par quintes et l'empêche de dormir ; sueurs nocturnes, douleurs intercostales, amaigrissement considérable. Légère dépression des creux sus-claviculaires ; exagération des vibrations thoraciques à droite ; du même côté, matité au sommet en avant, et sur toute la hauteur du poumon en arrière : craquements humides au sommet droit ; frottements pleuraux non influencés par la toux à la base droite. Souffle rude expiratoire et emphysème du poumon gauche.

Le malade est porteur, au niveau du coude droit, d'un volumineux abcès fluctuant qui déforme toute la région ; la peau est légèrement rouge et amincie ; les mouvements sont très douloureux. On porte le diagnostic d'abcès froid, et on pratique le 22 janvier une large incision à la partie interne de la région du coude. Ecoulement d'une quantité considérable de pus grumeleux, curetage de la poche ; on arrive sur le cartilage articulaire qui semble être le point de départ de la lésion.

Drainage, pansement aseptique. Le malade quitte

l'hôpital quinze jours après l'opération, amélioré, mais non encore guéri.

OBSERVATION II

(Recueillie dans le service de M. le Professeur Forgue.)

Due à l'obligeance de M. le docteur Abadie, chef de clinique.

Tuberculose du coude. Adénite tuberculeuse de l'aisselle, sus-claviculaire, cervicale. Ablation du paquet axillaire. Résection du coude.

Renou Armand, 59 ans, mineur, est entré le 12 janvier 1903 à l'hôpital Suburbain de Montpellier, salle Delpech, n° 32, dans le service de M. le Professeur Forgue.

Pas d'antécédents héréditaires, ni personnels. Il y a trois ans, le malade fait une chute dans un escalier et tombe sur le coude et le bras gauches. Un an après, il ressent des douleurs dans le coude du même côté ; les mouvements de l'articulation deviennent difficiles et de plus en plus limités ; le bras se tuméfie.

Le malade est vu à Toulouse, il y a un an, par un chirurgien qui porte le diagnostic d'ostéo-sarcome et propose l'amputation du bras, refusée.

Des masses ganglionnaires se développent dans l'aisselle. De temps en temps gonflements fugaces des genoux, mis sur le compte du rhumatisme.

A son entrée à l'hôpital, on note une atrophie assez considérable du bras gauche ; l'avant-bras est un peu œdématié. Le coude est globuleux, avec des veinosités apparentes ; il présente une tuméfaction ovoïde à la face interne du bras, et une autre en avant et en dehors.

Fluctuation, élévation de température marquée au ni-

veau du coude ; les mouvements de l'articulation sont
très limités et très douloureux.

On trouve un gros paquet ganglionnaire dans l'aisselle ;
un gros ganglion sous-claviculaire, une traînée ganglionnaire cervicale gauche.

L'auscultation des poumons révèle de la pleurite aux
deux bases et des sous-crépitants dans tout le poumon
gauche.

M. le Professeur Forgue porte le diagnostic d'ostéo-
arthrite tuberculeuse du coude avec abcès froid para-articulaire interne, non communiquant avec l'articulation.

L'opération est pratiquée le 22 janvier 1903, après
anesthésie à l'éther.

Dans un premier temps, incision axillaire sur la masse
ganglionnaire ; ablation en masse ; les ganglions vont
jusqu'à l'angle supérieur du creux axillaire, sous la clavicule, et sont accolés à la veine axillaire.

On pratique ensuite une incision médiane postérieure
au niveau du coude. L'olécrâne est dans un état de carie
très avancé ; l'ouverture laisse couler en abondance du
pus séreux mélangé à une quantité considérable de dépôts
blanchâtres, fibrineux.

Dénudation de l'olécrâne, du radius et de l'humérus.
Résection des deux extrémités des os de l'avant-bras par
un trait de scie passant environ à 1 cm. 1/2 au-dessous de
la cupule radiale et à 3 cm. environ de l'extrémité inférieure de l'humérus. Ces deux extrémités osseuses sont
partiellement creusées par la carie.

Ouverture par un coup de ciseaux en arrière de l'abcès
froid interne para-articulaire. Le doigt, introduit dans la
brèche d'arrière en avant, traverse la paroi antérieure de
l'articulation et tombe dans une poche à travers laquelle
passe en corde l'humérale bifurquée à son extrémité

inférieure. Coup de bistouri à la paroi antérieure pour passer un drain antéro-postérieur.

Long drain en arrière, allant de l'abcès interne et supérieur à l'angle inférieur de la plaie.

Chalumeau ; attouchements et frictions au naphtol. Fermeture, sauf à l'angle inférieur où se réunissent les deux drains. Pansement ; attelle postérieure.

30 janvier 1903. — Premier pansement : les drains ont peu donné ; on les enlève et on pratique une légère mobilisation. On replace le membre en extension sur une attelle postérieure.

28 février 1903. — Le malade va bien. La plaie donne très peu. L'état général est nettement amélioré.

OBSERVATION III

(Personnelle)

Recueillie dans le service de M. le professeur Forgue.

Tuberculose vertébrale.

Femme, 54 ans, entrée à l'hôpital Suburbain de Montpellier le 25 février 1903. — Aucun antécédent héréditaire ; pas de traces de scrofule dans son enfance ; pas de pleurésie antérieure. Cinq enfants : deux sont morts en bas âge, le 3ᵐᵉ au service militaire d'une maladie indéterminée ; les deux derniers sont bien portants.

La malade, dont les renseignements sont très vagues, ne précise pas l'époque à laquelle elle a commencé à souffrir ; néanmoins, elle raconte que, depuis quelques mois, les mouvements de flexion de la colonne vertébrale étaient douloureux, et qu'il lui fallait se tenir raide, c'est-à-dire qu'il lui était impossible de se courber pour ramasser un objet.

M. le professeur Forgue, qui l'examine le 26 février, constate dans la région dorsale un volumineux abcès fluctuant s'étendant en hauteur de la fosse sus-épineuse droite à la 10ᵉ côte ; il ne dépasse pas la crête des apophyses épineuses en dedans, et est limité par la ligne axillaire droite en dehors. L'omoplate est fortement déjeté à droite par la pression du liquide. Il existe en même temps une gibbosité à grande courbure, qui indique une cyphose de la colonne vertébrale, entre la 7ᵉ cervicale et les 5ᵉ ou 6ᵉ dorsales. L'exploration des parties sous-jacentes à la tumeur est difficile, en raison de la nappe liquide qui empêche d'arriver directement sur le plan thoracique. On ne détermine par la pression aucune douleur au niveau du scapulum. Les côtes paraissent saines, les mouvements s'exécutent facilement. Mais la malade accuse une douleur très vive au niveau de la 2ᵉ vertèbre dorsale, qui semble être le point de départ de la lésion.

Les autres organes sont sains ; rien au poumon.

Après asepsie minutieuse de la région, M. le professeur Forgue pratique, au niveau de la partie inférieure de la tumeur, une ponction aspiratrice avec l'aspirateur de Potain. Évacuation d'une quantité considérable de pus, puis lavage de la poche à diverses reprises avec le mélange antiseptique suivant :

Eau distillée bouillie.	1 litre.
Sublimé.	0 gr. 15.
Résorcine.	10 gr.
Acide salicylique.	2 gr.
Phénosalyl.	5 gr.

(Formule de M. Forgue)

Pansement aseptique.

Observation IV

(M.-H. Morestin. — *Bulletin de la Société anatomique*, 1900.)

Tumeur blanche du genou chez un vieillard arthritique.

X... est entré le 15 mai à l'hôpital Saint-Louis. Isolement n° 24, dans le service de M. Richelot.

Son genou gauche était malade depuis plus de six mois et il avait fait, au commencement de l'année, un séjour dans le service pour la même affection, que suivait déjà, dès le début, le docteur Andrey. Le début avait été lent et graduel, mais un léger traumatisme avait peut-être imprimé aux lésions une évolution plus rapide. Le genou s'était tuméfié, et il était devenu impotent et très douloureux.

Aussi la marche était-elle très pénible.

D'abord, il n'y avait eu que de la claudication, mais finalement notre homme ne pouvait plus se déplacer sans bâton, puis sans béquilles.

Quand nous avons pu l'examiner, voici l'état dans lequel se trouvait le genou :

Très augmenté de volume, globuleux, il contrastait avec la cuisse amaigrie. La jambe était dans la demi-flexion, et le malade ne pouvait l'étendre. Les mouvements provoqués, sans être rigoureusement impossibles, ne modifiaient que très peu cette attitude, et c'est à peine si l'on pouvait déplacer la jambe de quelques degrés. Pas de changement notable de coloration des téguments et pas de vascularisation anormale.

A la partie antéro-inférieure du genou, en dehors du tendon rotulien, une fistule résultant d'un abcès qui, par la volonté du malade, avait été traité par les cataplasmes et s'était ouvert spontanément.

Un stylet, introduit dans le trajet, s'enfonçait à 2 ou 3 centimètres dans une direction ascendante sans donner d'autre indication.

L'orifice, habituellement couvert d'une croûtelle, n'était pas fongueux et n'émettait qu'une minime quantité de pus.

A la palpation, toute cette masse présentait une consistance généralement ferme, presque dure à sa partie supérieure. La tuméfaction, quoique répartie sur tout le genou, semblait prédominer dans la partie sus-rotulienne, et dessinait par un relief les limites du cul-de-sac sous-tricipital. Cette consistance n'était pas uniforme, et, en dehors de la rotule, on trouvait de la fluctuation dans une certaine étendue. Cette exploration était, d'ailleurs, peu douloureuse. Il était difficile de se prononcer sur l'intégrité du squelette.

On ne trouvait pas de point où la vive douleur, localisée, déterminée instantanément par la pression, indiquât une altération du tibia, du fémur ou de la rotule. Mais l'empâtement sus-rotulien, plaqué contre le fémur, couvrant sa face antérieure et ses parties latérales dans sa partie inférieure, n'en pouvait être séparé, et il y avait lieu d'hésiter sur ce qui revenait dans cette tumeur à l'os, à la synoviale, au tissu cellulaire sous-synovial.

Quelques ganglions légèrement augmentés de volume, occupaient le triangle de Scarpa.

L'état général était franchement mauvais : teint jaunâtre, terreux, faiblesse générale, amaigrissement rapide. Cependant, cet homme, fortement charpenté, avait dû être robuste. Avant d'être concierge, il avait été, pendant vingt-cinq ans, employé de chemin de fer, se livrant à un travail très rude.

Il tousse beaucoup, et la toux sèche, brève, est rarement suivie d'expectoration ; l'auscultation fait reconnaître deux sommets douteux, mais rien de bien positif. Aucun antécédent utile pour le diagnostic ne peut être relevé ni chez cet individu lui-même, ni dans sa famille.

On pouvait ici songer à un sarcome, et ce diagnostic fut porté par plusieurs de ceux qui examinèrent le malade, à cause du volume du genou, de la consistance de la tuméfaction, de la manière dont elle entourait le fémur et faisait corps avec lui. La partie suppurante n'apportait aucun élément de diagnostic. C'était le vestige d'un abcès superficiel, non caractéristique, d'un abcès mal traité et n'ayant pas guéri par cette unique raison.

Il fallut jusqu'au bout faire quelques réserves pour ce diagnostic.

Le volume du genou et le mauvais état général empêchaient de songer sérieusement aux arthropathies rhumatismale, goutteuse, sèche, etc. ; il eût fallu admettre la coïncidence de quelque lésion interne cachectisant le malade d'une manière indépendante de l'affection articulaire. On pensa au diabète ; mais l'urine, examinée à plusieurs reprises, ne contenait pas de sucre.

Il était de toute logique de rapprocher le mauvais état général et la maladie de la jointure. Ces deux choses n'étaient évidemment pas parallèles, mais dépendantes l'une de l'autre.

Or, tumeur maligne, arthrite tuberculeuse étaient, dans le cas particulier, les seules lésions chroniques susceptibles d'affecter à ce point l'économie tout entière. Il nous parut probable qu'il s'agissait d'une forme anormale de tumeur blanche, non d'un sarcome, pour plusieurs raisons.

L'articulation paraissait prise dans toute son étendue,

et si les lésions semblaient prédominantes dans sa partie fémorale, ce fait n'est ni rare ni surprenant.

Le creux poplité était souple et la palpation ne révélait rien d'anormal.

De cette exploration négative, on ne peut pas rigoureusement conclure qu'il n'y a rien ; mais un sarcome qui ferait en avant une pareille saillie, eût sans doute envoyé aussi quelque prolongement en arrière. En aucun point on ne déterminait la crépitation papyracée, qu'on observe dans les tumeurs qui ont pris naissance dans l'intérieur de l'os. Il n'y avait point de vascularisation superficielle, la région fluctuante répondait à une partie de la synoviale. Dans les sarcomes, les zones fluctuantes sont en général au niveau des portions les plus saillantes. Ils sont fréquemment bosselés. Ici point de bosselures, mais une surface régulière et lisse.

Enfin le soupçon de tuberculose pulmonaire était encore un appoint sérieux.

Mais ce n'était certes pas une des variétés vulgaires de la tuberculose articulaire. C'était une forme plastique.

Cet homme était, au fond, un arthritique ; son autre genou présentait quelques craquements ; il était possible que sur ce terrain la tuberculose eût pris une allure spéciale.

L'âge du sujet était une condition très défavorable au succès d'une résection. D'autre part, cet homme était très affaibli, cachectique, il importait de le guérir vite ; il n'eût pas résisté aux trois mois d'hôpital que nécessite pour le moins une résection. On lui avait mis lors de son premier séjour à Saint-Louis, un appareil plâtré qui l'avait soulagé. On avait aussi fait de la compression, mais sans résultat appréciable. Aussi je n'hésitai point à lui proposer l'amputation. L'opération a eu lieu le 21 mai, le malade ayant été préparé par des injections quotidiennes de sérum, qui le remontèrent assez pour diminuer les craintes réelles que son état misérable nous inspirait au sujet des suites de l'intervention.

L'amputation fut pratiquée à la partie moyenne, à deux lambeaux, antérieur et postérieur ; les choses se passèrent très simplement ; l'opération avait été courte et régulière et s'était effectuée sans perte de sang. Les suites furent des plus heureuses : les fils superficiels ont été enlevés le septième jour et les profonds le onzième. La réunion primitive complète a été obtenue et l'opéré, actuellement guéri, attend le prochain convoi pour Vincennes. Ces quelques jours ont suffi pour amener déjà un changement considérable dans l'état général. L'appétit est revenu et le faciès devient meilleur.

C'est bien la preuve que la lésion du genou était la cause première de la déchéance de l'organisme, puisqu'une fois débarrassé de son membre, le malade retrouve son appétit et se transforme à vue d'œil.

L'examen de l'articulation montre que les lésions sont surtout synoviales et péri-synoviales. La cavité articulaire contenait une petite quantité de liquide louche, très légèrement sanguinolent. Il y en avait à peu près deux cuillerées à café.

La surface interne de la synoviale est couverte de fongosités formant une couche épaisse. La synoviale est entourée de tissu lardacé et l'infiltration s'étend jusqu'au périoste. Dans cette zone aussi bien que dans l'épaisseur de la synoviale on observe çà et là quelques petits points blanc-jaunâtres ayant l'apparence de follicules tuberculeux.

Les surfaces articulaires sont altérées au niveau du condyle interne du fémur et de la partie correspondante

4

du tibia. Le ménisque interne a presque complètement disparu, il n'en reste que la partie toute voisine de l'épine tibiale. Le condyle interne du fémur est, sur sa partie articulaire, dépouillé de cartilage et l'os, mis à nu, présente des crêtes et des sillons parallèles antéro-postérieurs. Le plateau tibial offre un aspect analogue ; ses sillons reçoivent les crêtes qui font saillie sur le condyle et ses crêtes s'enfoncent dans les rainures creusées sur le fémur. La face postérieure de la rotule est, dans une partie de son étendue, dépouillée du cartilage, l'os dénudé est lisse, brillant et répond à une surface de frottement analogue développée à la partie antérosupérieure du condyle externe.

OBSERVATION V

(Résumée. — Bourdelais).
Arthrite fongueuse du pied droit.

Marie L..., 74 ans, femme de ménage. Ni scrofule, ni syphilis dans ses antécédents. Six enfants ; une fille morte phtisique à 27 ans. Chagrins, misère dans les dernières années. Il y a un an, douleurs très violentes dans la partie postérieure du talon droit. Gonflement, rougeur de la peau ; apparition d'une collection purulente qui s'ouvre spontanément au dehors, sur le bord externe du tendon d'Achille. Contre-ouverture au bistouri sur le bord interne, évacuation complète du pus ; guérison. Récidive au bout de quelque temps. La malade présente, un peu au-dessous et en avant de la malléole interne, une fistule qui conduit sur l'articulation astragalo-calcanéenne. Empâtement douloureux autour de l'orifice, coloration rouge des téguments. Tuméfaction notable entre la malléole interne

et les tendons extenseurs ; fausse fluctuation due probablement à l'existence de masses fongueuses en ce point.
La compression ouatée n'amène aucune amélioration.

OBSERVATION VI

(Résumée. — Bourdelais)

Amputation du poignet pour une tumeur blanche de cette région. — Tubercules de l'épididyme, du testicule, de la prostate, des uretères droits et
d'une partie du rein droit. — Orchite du côté gauche.

M..., 57 ans, mégissier, sans antécédents héréditaires ni
personnels ; pas de traces de scrofule dans le jeune âge.
Amputé une première fois au tiers inférieur de l'avant-
bras, pour une tumeur blanche du poignet gauche ; à son
entrée à l'hôpital, il accuse des troubles de la miction, des
douleurs profondes dans la région du périnée, de l'incon-
tinence d'urine. Etat cachectique, fièvre. A l'examen
direct, constatation de tubercules dans l'épididyme, le
testicule, la prostate ; il y a du pus dans les urines. Mort
un mois après.

A l'autopsie, prostate augmentée de volume ; trois
trajets fistuleux s'ouvrant dans la vessie conduisent dans
des cavernes dont l'une peut contenir une grosse noix.
Testicules infiltrés de nombreux tubercules ; les canaux
déférents sont sains. Deux uretères conduisent au rein
droit : l'un d'eux est littéralement farci de tubercules qui
envahissent le bassinet correspondant et un certain
nombre des calices qui y aboutissent ; l'autre est moins
atteint et dans sa partie inférieure seulement.

Les poumons présentent plusieurs cavernes au sommet
et de nombreux tubercules à tous les degrés d'évolution.
Les autres organes sont sains.

OBSERVATION VII

(Résumée. — Bourdelais)

Fongosités des gaines tendineuses des mains ; fongosités des articulations métacarpo-phalangiennes des deux derniers doigts, et tumeur blanche de l'articulation phalango-phalangienne du petit doigt de la main gauche. — Fongosités du testicule. — Dépôts phymiques dans le poumon.

Homme, 64 ans, vannier. Entre à l'Hôtel-Dieu le 28 mai 1876. Chancre mou et bubon suppuré à 25 ans ; pas de blennorrhagie. Excellente santé jusqu'à l'âge de 61 ans, époque à laquelle il perdit son fils âgé de 28 ans, perte dont il ressentit un violent chagrin. L'affection débute quelques mois après par l'index de la main droite et l'auriculaire de la main gauche. Les organes génitaux sont envahis secondairement, dix-huit mois après. A son entrée à l'hôpital, on note une déformation bosselée, fluctuante par places au niveau des deux premières phalanges de l'index droit ; les articulations métacarpo-phalangienne et phalango-phalangienne sont envahies. Infiltration plastique des gaines tendineuses des extenseurs du pouce et des deux derniers doigts. Amaigrissement ; signes de tuberculose pulmonaire.

Ablation du testicule gauche et amputation de l'annulaire du même côté. La plaie scrotale se ferme ; celle d'amputation se cicatrise. L'état général s'améliore.

OBSERVATION VIII

(Résumée. — Bourdelais)

Tumeur blanche de l'articulation tibio-tarsienne

Jacques G..., 72 ans, concierge. Pas d'antécédents. Attribue l'origine de son affection à un faux pas qu'il fit il y a deux ans. Ouverture spontanée d'un premier abcès du volume d'un œuf, situé au niveau de l'articulation tibio-tarsienne. Apparition et incision de deux nouvelles tumeurs de chaque côté des malléoles. Ecoulement considérable d'un pus mal lié. On sent l'os dénudé par l'exploration avec un stylet. Pansements ouatés ; amélioration avec persistance de deux trajets fistuleux sous-malléolaires.

OBSERVATION IX

(Résumée. — Bourdelais)

Tumeur blanche du pied droit ayant nécessité l'amputation ; lésions organiques du poumon.

Michel B..., 63 ans, maçon. Sans antécédents. Gonflement du pied, lésions de l'articulation du tarse et de l'articulation métatarso-phalangienne du gros orteil. Infiltration des tissus environnants. Amputation sus-malléolaire ; guérison incomplète ; reproduction de fongosités dans le moignon. Aggravation de l'état général. Tout indique une fin prochaine.

OBSERVATION X

(Résumée. — Bourdelais)

Tumeur blanche sterno-claviculaire gauche. — Abcès par congestion occupant toute l'épaisseur des pectoraux. — Cancer de l'estomac.

Marie A..., 68 ans. Sans antécédents ; présente à la région mammaire gauche et dans toute l'étendue du grand pectoral une tuméfaction fluctuante, dont le début remonte à cinq ou six mois. Pas de changement de coloration de la peau. Au niveau de l'articulation sterno-claviculaire du même côté, saillie fluctuante, paraissant complètement isolée de la tumeur principale. Trois évacuations successives du pus par ponction n'amènent pas la guérison. Mort quelque temps après.

Autopsie : altérations profondes du sternum et de la clavicule : les deux foyers communiquent. On constate l'existence d'un cancer occupant la petite courbure de l'estomac.

OBSERVATION XI

(Résumée. — Bourdelais)

Tumeur blanche du pied droit ayant nécessité l'amputation. — Tumeur blanche du pied gauche.

Marie B. 78 ans, couturière. Fluxion de poitrine à l'âge de 16 ans. Amputation de la jambe droite au tiers inférieur, il y a neuf ans, pour une carie des os du pied. Guérison.

Cinq ans après, à l'âge de 74 ans, douleur très vive au

niveau de l'extrémité postérieure du premier métatarsien gauche, puis formation d'un abcès qui s'est ouvert spontanément. A l'examen, on constate au niveau de l'articulation cunéo-scaphoïdienne un trajet fistuleux ; l'exploration avec un stylet permet de reconnaître des portions osseuses dénudées. Plus en avant, vers la base du premier métatarsien, il existe une tumeur fluctuante, superficielle. Ouverture au bistouri et évacuation du pus ; immobilisation ; amélioration de l'état général ; une fistule persiste.

OBSERVATION XII

(Gelos, *Bull. de la Soc. an.* 1900)

Arthrite tuberculeuse isolée chez un vieillard.

Nous croyons intéressant de rapporter un cas bizarre d'arthrite tuberculeuse constatée chez un vieillard de 72 ans, Jules D... entré à l'Hôtel-Dieu le 16 octobre 1899.

Ce malade, emphysémateux, présentait sur les deux avant-bras des taches brunes très rondes, à bords un peu violacés, taches indolores, larges au plus comme une pièce de dix sous. Elles existaient depuis fort longtemps, et se voyaient aussi, bien qu'en petit nombre, sur les bras. Il n'y avait aucune manifestation cutanée, semblable ou non autre part. Il n'y avait pas d'ulcération de ces taches. Pas de ganglions.

Bien que le malade niât avoir eu la syphilis, on fit le diagnostic de syphilis et un traitement fut continué longtemps, sans amener aucune modification du côté des taches brunes des membres supérieurs.

On pensa dès lors à la tuberculose cutanée.

Le malade n'était pas tuberculeux.

Au commencement de 1900 il s'affaiblit ; dans les premiers jours de mars, une tuméfaction apparut dans la région du coude droit, tumeur sus-épicondylienne ; les mouvements du coude étaient conservés, il n'y avait pas de douleur.

La tumeur s'accrut assez vite, la peau rougit et il devint évident qu'une collection purulente se formait. Elle s'ouvrit spontanément. Comme le malade était faible et cachectique, on se borna aux soins antiseptiques et on s'abstint de toute intervention chirurgicale.

La fistule une fois formée, les bords se décollèrent, devinrent atones, violacés ; l'ouverture était parfaitement ronde et un stylet arrivait en plein sur l'os dénudé, mais il n'y avait pas de douleur et les mouvements du coude restèrent possibles bien que limités.

Il s'agissait certainement d'une suppuration d'origine articulaire ou osseuse. L'articulation semblait épaissie d'arrière en avant.

Le malade se cachectisa, se dénourrit et mourut dans le marasme, sans avoir présenté de fièvre, le 18 avril.

A l'autopsie, on trouva des organes relativement sains. Les poumons présentaient de l'emphysème, très accentué. Il y avait quelques adhérences au sommet droit, mais pas d'induration du poumon, pas de tubercules récents ou crétacés. Il n'y avait nulle part de tuberculose des viscères.

L'aspect de la lésion du coude droit était celui d'une arthrite tuberculeuse avec fistule. Les ligaments du coude étaient détruits du côté externe, les os à nu, le cartilage détruit sur le pourtour de la tête radiale et dans la grande et la petite cavité sigmoïde du cubitus. La trochlée humérale n'avait rien, mais le condyle était dépouillé de son cartilage. Les os étaient friables. Dans l'articulation il y avait un peu de pus et quelques fongosités.

On examina un fragment de la peau au voisinage de la fistule et le pus articulaire fut inoculé à un cobaye. La peau montra une infiltration considérable de petites cellules avec des follicules tuberculeux et des cellules géantes. Quant au cochon d'Inde, il mourut au commencement de juillet et son autopsie a montré de la tuberculose double des poumons, de la tuberculose du foie et de la rate.

En résumé, il s'agissait donc d'une tuberculose isolée, ayant évolué d'une manière assez rapide, mais sans phénomènes aigus, au niveau d'une articulation. Rien du côté du coude ne semblait avoir déterminé cette localisation.

OBSERVATION XIII

(Résumée. — Moret)

Tuberculose du pied

S... Jos., 66 ans ; pas d'antécédents héréditaires. Bronchite en 1897. Le 20 octobre 1899, à la suite d'un traumatisme, douleurs dans l'articulation phalango-métatarsienne gauche, tuméfaction. Le 9 décembre, incision d'un petit abcès de la face dorsale du gros orteil : sang, pus. La lésion s'aggrave ; amaigrissement du malade, craquements au sommet droit. Amputation par Le Pasquier-Lefort, le 20 janvier 1900. Mort subite le 18 avril.

OBSERVATION XIV

(Résumée. — Morel)

Tuberculose vertébrale

M... Jean, plombier. Pas d'antécédents, hospitalisé à la Maison de Nanterre. Le 6 février 1899, apparaît au niveau des dernières lombaires, un peu à droite de la ligne médiane, une tuméfaction qui grossit rapidement.

Incision, sans grattage ; lavage à l'acide phénique. Fistule consécutive. Le poumon est sain. Amélioration sans autre traitement local.

OBSERVATION XV

(Résumée. — Morel)

Tuberculose costale

B .. Thérèse, 65 ans, repasseuse. Entrée le 5 mars 1897. Pas d'antécédents tuberculeux. Convulsions dans le jeune âge. Vers le milieu de février 1900, douleur très vive dans le côté droit, gène de la marche et des mouvements inspiratoires. Le 22, constatation d'une tumeur de la grosseur d'un petit œuf. Incision, résection de la septième côte dans l'étendue de trois centimètres environ. Fistule consécutive. Grattage sans résultat. Poumon atteint.

OBSERVATION XVI

(Résumée. — Morel)

Tuberculose des os du crâne

H. F..., 66 ans. Pas d'antécédents. Quatre enfants bien portants. Le 21 mai 1900, incision d'un abcès de la région pariéto-frontale, gros comme une noix. Sortie d'un pus grumeleux ; deuxième intervention le 10 juin : on enlève l'angle antéro-supérieur du pariétal sur une largeur d'au moins une pièce de 5 francs, et on aperçoit la dure-mère tapissée de pus ; au centre de la plaie apparaît un petit pertuis par lequel sourd une gouttelette de pus. Pansement sec à la gaze iodoformée. La plaie se cicatrise très lentement, l'état général est mauvais.

Observation XVII

(Résumée. — Moret)

Tuberculose du sternum et de la clavicule

V... Louis, 52 ans. Entré le 21 février 1900. Femme morte phtisique à 39 ans. Un enfant mort de méningite. Tuméfaction au niveau de la poignée du sternum du volume d'un œuf de poule. Incision, grattage, cautérisation au chlorure de zinc. Nouvelle intervention quelque temps après, résection de la poignée sternale et de l'extrémité interne de la clavicule gauche sur une étendue de trois centimètres. La plaie se ferme lentement.

Observation XVIII

(Résumée. — Moret)

Tuberculose du cinquième métatarsien du pied droit

G... Barthélemy-Désiré, 67 ans. Antécédents héréditaires alcooliques. Quatre frères et sœurs morts en bas âge ; fièvre typhoïde à 14 ans. Alcoolique, artério-scléreux. Frottements à la base droite du poumon. A la suite d'un brusque effort pour retenir une malle, douleur, puis œdème et enfin fluctuation en avant de l'épaule gauche.

Ponction aspiratrice, inoculation positive au cobaye. Un mois après résection de la tête humérale, curetage de la cavité glénoïde, fixation de l'humérus à l'omoplate par un fil de fer. Cautérisation au chlorure de zinc. Amélioration; une fistule persiste à la partie antérieure de l'épaule. Le malade sort le 6 juillet ; il rentre le 20 octobre, avec deux fistules, l'une antérieure, l'autre postérieure.

OBSERVATION XIX

(Résumée. — Moret)

Tuberculose vertébrale

B... Pierre, 64 ans, ébéniste. Antécédents alcooliques. Fièvre typhoïde à 18 ans. Abcès de la région dorsale, du volume d'un œuf de dinde, situé au côté gauche de la cinquième vertèbre dorsale. Ponction, injections d'éther iodoformé, tous les six jours environ. Le malade sort au bout d'un mois non guéri.

OBSERVATION XX

(Résumée. — Moret)

Tumeur blanche du poignet

R. Joseph, 56 ans, imprimeur. Pas de traces de scrofule, alcoolique ; 1 frère mort phtisique. Entré le 28 août 1899; a eu une pleurésie il y a trois ans ; tousse depuis six mois. Vers le 15 février, chute sur la main, enflure du poignet consécutive qui est allée en croissant. Actuellement, août 1900, le malade a un aspect squelettique. Caverne pulmonaire au sommet gauche, ramollissement des deux côtés. Poignet gauche tuméfié à la face dorsale et palmaire. On réveille une douleur vive en pressant sur la tête des métacarpiens. Le malade est inopérable.

OBSERVATION XXI

(Résumée. — Moret)

Tumeur blanche du genou

L... Joseph, 53 ans. Un frère mort phtisique. Pas de traces de scrofule ; pneumonie à 18 ans. Tuberculose du genou. Etat général mauvais. Lésions du sommet gauche. Pas d'intervention.

OBSERVATION XXII

(Résumée. — Moret)

Tuberculose costale

E. J..., 65 ans, journalier. Pas d'antécédents. Nombreux orifices fistuleux : un au niveau de l'angle de l'omoplate droite, deux au niveau de la douzième côte, deux à la dixième, deux à la huitième, enfin un au niveau de l'union du cartilage de la sixième côte avec le sternum. Cicatrice d'un abcès ganglionnaire de l'aisselle du côté droit. Toutes ces fistules donnent lieu à un léger suintement. L'état général est bon.

OBSERVATION XXIII

(Résumée. — Moret)

Ostéite tuberculeuse du cubitus gauche

F. Gaspard, 60 ans, cocher. Pas d'antécédents hérédi- taires. Bronchite depuis 20 ans. Arthrite du pied en 1892; incisions, curetage, puis Pirogoff en 1893. A son entrée à l'infirmerie le 26 avril 1894, on constate l'existence, à la face externe du coude, d'une saillie du volume d'un œuf et d'une fistule de 8 centimètres de profondeur, se dirigeant obliquement vers le cubitus. 1ᵉʳ grattage le 1ᵉʳ juin ; 2ᵐᵉ grattage le 26 novembre. Mort le 8 décembre par tuberculose pulmonaire.

Observation XXIV

(Résumée. — Morel)

Tuberculose costale

A... Edouard, 57 ans. Pas d'antécédents. Porteur d'une fistule consécutive à un premier grattage, au niveau de la septième côte droite. Mort par hémorragie cérébrale. A l'autopsie, ulcération de la septième côte à son tiers moyen, sur une longueur de 3 centimètres. Tubercules crétacés dans le poumon.

Observation XXV

(Résumée. — Vigerie)

Tumeur blanche du genou droit

J... Claude, 70 ans, marchand de chiffons. Douleurs dans la jambe depuis dix ans ; le genou est enflé, la jambe fléchie ; mouvements impossibles. Le cul-de-sac supérieur de la synoviale présente de la fluctuation. Amputation de la cuisse : lésions très considérables de l'articulation, du bec de la rotule et de l'extrémité supérieure du tibia. Mort par tuberculose pulmonaire.

Observation XXVI

(Résumée. — Moret)

Tuberculose de l'extrémité interne de la clavicule gauche et de l'annulaire
gauche

R... Philippe, 57 ans, maréchal-ferrant. Pas d'antécédents. Il y a quatre ans, ouverture d'un abcès de la grosseur du poing au niveau de l'extrémité interne de la clavicule gauche ; deux grattages de la poche à un an d'intervalle ; fistule persistante. Résection à la gouge et au maillet d'une large étendue de la clavicule. Guérison. Le même jour, amputation du doigt pour lésion de la dernière articulation de l'annulaire gauche remontant à trois ans et traité sans succès par le grattage. Guérison.

Observation XXVII

(Résumée. — Haran)

Tumeur blanche du genou

B... Adolphe, 53 ans, fort aux Halles. Pas d'antécédents héréditaires. Présente un genou volumineux, tuméfié, fluctuant ; l'origine du mal remonte à l'âge de 16 ans, époque à laquelle son genou heurte une pierre. Il a déjà subi trois interventions à plusieurs années d'intervalle, pour abcès ou fistule. La guérison a été obtenue. Actuellement, à la suite d'un nouveau choc, poussée inflammatoire douloureuse dans le genou et l'extrémité supérieure du tibia. La compression ouatée n'étant pas supportée, arthrectomie, grattage, lavage à l'eau phéniquée, attouchement au chlorure de zinc. Guérison sans ankylose complète. Sommets suspects.

Observation XXVIII

(Résumée. — Bourdelais)

Tumeur blanche du coude

Marguerite A..., 85 ans, brodeuse, entrée le 10 mai à la Salpêtrière. Pas d'antécédents. Depuis 12 ans, à la suite de traumatismes répétés, coude douloureux ; mouvements d'extension pénibles. Un abcès datant de quatre mois s'ouvre spontanément. L'examen au stylet fait sentir l'os dénudé. Les poumons sont sains.

Observation XXIX

(Résumée. — Laconche)

Tuberculose des os de la main

Femme, 72 ans ; sans antécédents héréditaires. Présente depuis 5 ans une tuméfaction considérable de tous les doigts de la main gauche. Fistules du pouce et du médius gauches. Trois trajets fistuleux du pouce droit, donnant issue à un écoulement séro-purulent. Pas d'intervention ; pansements aseptiques. Amélioration légère.

Observation XXX

(Résumée. — Collon *in* Reboul)

Ostéite fongueuse de la tubérosité du cinquième métatarsien

W... D., 52 ans, sans antécédents ; présente depuis 9 ans une enflure à évolution lente au niveau du bord externe du pied. Excision du cinquième métatarsien ; amélioration.

OBSERVATION XXXI

(Résumée. — Collon *in* Reboul)
Tumeur blanche tibio-tarsienne

S... J., 59 ans, sans antécédents. Depuis 3 ans, douleurs dans la malléole externe ; enflure du dos du pied à la suite d'une distorsion. Entre à l'hôpital deux ans après l'accident. Excision de l'astragale, résection des deux malléoles. Guérison.

OBSERVATION XXXII

(Résumée. — Collon *in* Reboul)
Tumeur blanche du coude

R... P., 56 ans. Pas d'antécédents. Marié à une femme phtisique. Abcès du poignet il y a cinq ans, à la suite d'une chute sur la main gauche. Guérison. Six mois plus tard, tuméfaction, puis, abcès du coude gauche, ouverture spontanée, fistule. Guérison. L'enflure a reparu actuellement. On fait la résection. Fistule persistante. Abolition des mouvements articulaires.

OBSERVATION XXXIII

(Résumée. — Morel *in* Reboul)
Tuberculose de la septième côte et de la partie inférieure du sternum

L... P., 52 ans. Fistule depuis 9 mois au niveau de la septième côte. Sommet du poumon droit induré. Résection de six centimètres de côte ; curetage de la partie inférieure du sternum ; cautérisation au naphtol camphré. Guérison.

5

Observation XXXIV

(Résumée. — Moret *in* Reboul.)

Ostéo-arthrite du genou gauche.

C... A., 60 ans, charbonnier. Père et mère morts probablement tuberculeux. Bronchites depuis 10 ans. Il y a quatre ans, douleurs et tuméfaction du genou gauche. Arthrectomie deux ans après. Légère amélioration. Actuellement (1888) il existe trois fistules. Lésions tuberculeuses du poumon droit. Amputation de la cuisse à la partie moyenne. Lésions très étendues de la moelle, qui est rougeâtre et puriforme.

Observation XXXV

(Résumée. — Moret.)

Tuberculose des os du métacarpe et du métatarse.

Mme L..., 57 ans, marchande de vin, sans antécédents. Abcès au niveau du cinquième métatarsien ouvert spontanément. Trajet fistuleux consécutif. Lésions six mois après au niveau des articulations carpo-métacarpiennes. Traitement par l'arsenic à l'intérieur ; pansements antiseptiques ; pas d'amélioration.

Observation XXXVI

(Résumée. — Moret.)

Tumeur blanche du pied.

J. G..., 59 ans, journalier, alcoolique, sans antécédents. Incision d'un premier abcès du dos du pied survenu il y a trois mois. Guérison. Formation d'un nouvel abcès.

Deuxième incision. Les pansements à la pommade mercu-
rielle ne donnent aucun résultat.

(Résumée. — Morel, *in* Citerne.)
Tuberculose costale.

Marguerite C..., 55 ans, blanchisseuse. Incision. Drainage. Guérison. Les douleurs et la tuméfaction reparais-
sent vingt jours après.

Observation XXXVIII
(Résumée. — Courtin, *in* Morel.)
Tuberculose de l'omoplate.

Pierre G..., 61 ans, ciseleur. Evidement des parties
malades, une fistule persiste. Grattage sans résultat.

Observation XXXIX
(Résumée. — Chalmette *in* Morel.)
Tumeur blanche du coude.

G..., 56 ans, cantonnier. 3 curetages au niveau de
l'olécràne avec cautérisation au chlorure de zinc. Un an
après, les fistules persistent.

Morel. — Tuberculose de l'omoplate ; première intervention : résection d'une partie de l'omoplate ; deux ponc-
tions, 12 grattages ; nouvelle résection. Guérison.

Bresson (obs. II). — Tumeur blanche suppurée du poignet ; 54 ans. Résection ; réunion par première intention.
Récidive six mois après.

Souligoux. — Tuberculose sterno-costale. G..., 56 ans, journalier. Résection de trois centimètres de la troisième côte. Guérison presque complète un mois après.

Petitot (obs. XXVI). — Ostéo-tuberculose du sternum. B..., 55 ans, tailleur de pierres. 4 septembre, incision, grattage et curetage, cautérisation des fongosités ; 15 décembre, persistance d'un bouchon fongueux au niveau de la plaie.

Dulac (obs. V). — Arthrite fongueuse de l'articulation scapulo-humérale. S..., 52 ans, résection : un an après une fistule persiste.

Chalmette (obs. III). — Ostéo-arthrite tibio-tarsienne. B..., 67 ans. Amputation au tiers inférieur de la jambe. Un an après, fistule persistante, malgré une incision et un grattage.

OBSERVATION XL

(Résumée. — Moret.)

Tuberculose du tibia.

B..., 55 ans, maçon puis étameur ; alcoolique ; sans antécédents héréditaires. Pleurésie à 25 ans. Incision d'un abcès au devant du tibia droit ; curetage et cautérisation au chlorure de zinc ; la lésion persistant huit mois après, incision de la fistule, résection d'une partie du bord antérieur du tibia, curetage des parties molles. Une fistule persiste.

OBSERVATION XLI

(Résumée. — Moret).

Ostéo-tuberculose du tibia.

Charles L..., 58 ans, marchand ambulant ; pas d'anté-cédents. Moral affaibli. Incision d'une petite tumeur

située au tiers supérieur de la jambe droite ; premier curetage : pas de résultats ; deuxième curetage à la face
postérieure du tibia, trois mois après. Fistule persistante.

OBSERVATION XLII

(Résumée. — Moret.)

Carie tuberculeuse du sacrum.

B..., 59 ans, sans antécédents. Fistule anale opérée il
y a deux ans. Actuellement, fistule au niveau du bord droit
de l'anus, d'une profondeur de deux ou trois centimètres ;
deuxième orifice fistuleux à cinq centimètres en arrière
de l'orifice anal. Intervention, incision d'une fistule borgne
externe au thermo.

OBSERVATION XLIII

(Résumée. — Moret)

Tuberculose du pied

P... Emile, 55 ans, comptable ; pas d'antécédents personnels ; femme morte phtisique ; alcoolique.

Il y a deux ans, formation d'un petit abcès sur le dos
du pied ; incision. Nouvelle intervention 15 jours après ;
les symptômes ne s'amendent pas, malgré la dissection
des gaines tendineuses, avec curetage et cautérisation.
L'injection de naphtol camphré dans les trajets fistuleux
ne donne aucun résultat. Amputation de la jambe ;
guérison. Les poumons sont sains ; albumine dans les
urines.

Observation XLIV

(Résumée. — Morel)

Tuberculose de la phalange du gros orteil

G... Isidore, 74 ans ; sans antécédents ; journalier, alcoolique. Il y a deux mois, douleur et enflure du pied rapportées par le malade à des sabots trop étroits. Abcès incisé au niveau de la phalange du gros orteil ; nouvelle incision huit jours après ; fistule. Sommet droit douteux. Désarticulation du gros orteil ; guérison.

On résèque le coccyx, puis le sacrum jusqu'au troisième trou sacré. Guérison incomplète ; deux fistules persistent.

Observation XLV

(Résumée. — Morel)

Tuberculose du pied

H... Victor, 57 ans, apprêteur en crins. Père alcoolique un frère mort phtisique à 33 ans. Rhumatisme articulaire, il y a 26 ans. Il y a environ un an, formation d'un abcès au niveau du pied, à la suite d'un traumatisme ; incision, grattage, sans résultat. Amputation au tiers moyen de la jambe ; guérison.

Observation XLVI

(Résumée. — Morel)

Tuberculose du pied

P... Emile, 52 ans, greffier, alcoolique. Il y a 3 ans, gonflement, puis 4 mois après, formation d'un abcès du volume d'une noix, à la face interne du pied. Ouverture spontanée. Actuellement pied énorme, un trajet fistuleux en avant de chaque malléole ; apparition d'une petite tumeur qui s'ouvre spontanément au niveau de la tête du péroné. Amputation au tiers inférieur de la cuisse : guérison.

OBSERVATION XLVII
(Résumée. — Morel)
Tuberculose du poignet

V... Jean, 50 ans, ferblantier ; pas d'antécédents héréditaires. Coxalgie à 9 ans, avec abcès par congestion et nombreuses fistules. Guérison au bout de 4 ans. Il y a deux ans, hémoptysies et douleurs dans le poignet. Trois mois après, tuméfaction de l'articulation du poignet, aggravée par des injections mal réglées de chlorure de zinc (8 seringues au lieu de 8 gouttes). Amputation de l'avant-bras au tiers moyen ; guérison.

OBSERVATION XLVIII
(Résumée. — Morel)
Tumeur blanche du genou

R... Félix, 63 ans, cuisinier, pas d'antécédents. Chute sur le genou il y a un an. Gonflement de l'articulation ; amputation au tiers moyen de la cuisse. Guérison. Mort, deux mois après, par hémorragie cérébrale.

OBSERVATION XLIX
(Résumée. — Morel)
Tuberculose de la phalange de l'auriculaire de la main droite.

Mme A... L., 65 ans, cartonnière ; pas d'antécédents. Tuméfaction depuis un an de l'annulaire de la main gauche et fistule depuis un mois. Désarticulation ; guérison.

Observation L

(Résumée. — Devereux, *Lancet*, 1878)
Carie du poignet chez un vieillard de 76 ans.

• Amputation du bras. — Erysipèle au 55ᵉ jour. — Guérison.

Observation LI

(Résumée. — Marsh, *Lancet*, 1890)
Tumeur blanche du genou chez un homme tuberculeux de 68 ans.

Amputation de la cuisse. Amélioration de l'état général; guérison.

Observation LII

(Résumée. -- Marsh, *Lancet*)
Tuberculose du poignet.

Homme, 67 ans, tonnelier. Poignet malade depuis 6 ans ; deux fistules. Amputation : guérison.

CONCLUSIONS

La tuberculose sénile est une affection fréquente dans ses manifestations chirurgicales. En complétant l'une par l'autre les statistiques qui précisent ses diverses localisations, on la relève dans plus de 10 pour 100 des cas. Ce chiffre nous paraît cependant trop élevé pour qu'on puisse l'appliquer à la généralité des faits observés ; les causes de son exagération sont dues à la catégorie des personnes examinées.

Les diverses localisations de la maladie se succèdent dans l'ordre suivant : tuberculose osseuse et ostéo-articulaire (5,01 pour 100) ; tuberculose ganglionnaire (3,098 pour 100) ; tuberculose cutanée (1,55 pour 100) ; tuberculose génitale (0,75 pour 100) ; tuberculose péritonéale (0,25 pour 100).

Parmi ces manifestations, les lésions ostéo-articulaires sont de beaucoup les plus importantes au point de vue du pronostic et au point de vue du traitement. Elles affectent, par ordre de fréquence, les côtes, l'articulation tibio-tarsienne, le genou, le sternum, le poignet, le coude, la main, etc.

La maladie est le plus souvent primitive ; dans le cinquième des cas, il est cependant possible de retrouver les traces d'une manifestation tuberculeuse ganglionnaire ou autre survenue dans la jeunesse. Quand il existe des lésions pulmonaires à côté d'une autre affection localisée de même nature, il est souvent difficile d'établir leur rapport de subordination.

Les autres causes étiologiques sont les mêmes que dans la tuberculose pulmonaire ; il faut accorder au traumatisme une certaine influence sur la localisation.

La marche de la maladie est ordinairement lente ; mais, en raison de sa tendance à la généralisation, il faut toujours réserver le pronostic. Ce dernier doit être aussi subordonné à la nature et à la localisation de la lésion, à l'état général du sujet, au choix de l'intervention, etc.

Le traitement conservateur ne donne que de médiocres résultats chez les vieillards. Quand il s'est une première fois montré insuffisant, il faut, sans trop tarder, recourir au traitement radical, toutes les fois que la chose est possible. Pour les membres, c'est l'amputation qui est la méthode de choix, à condition que le malade soit en état de supporter le shock opératoire.

L'intervention est indiquée même quand il existe des lésions pulmonaires assez étendues, et le clinicien est seul juge de son opportunité.

INDEX BIBLIOGRAPHIQUE

APERT. — Note sur une forme de tuberculose osseuse du vieillard. (Société anatomique, p. 657, 1900).

BARIÉ. — Recherches sur la tuberculose sénile. *Revue de Médecine*, déc. 1895 ; janv. 1896.

BAZIN. — Leçons sur la scrofule, 1861.

BOURDELAIS. — Sur quelques observations de scrofule chez le vieillard. Th. de Paris, 1876.

CHALMETTE. — Considérations cliniques sur quelques observations d'ostéo-tuberculose.

CLÉMENT. — Cancer et tuberculose. *Revue de la tuberculose*, 1895, p. 111.

DEVEREUX. — Tuberculose sénile. *Lancet*, 1878.

DUMOULIN. — De quelques lésions tardives de la scrofule chez les vieillards. Paris, 1854.

EISBERG. — Contribution à l'étude des tuberculoses chirurgicales.

HANOT. — La tuberculose à la Maison de Nanterre. Étiologie et prophylaxie.

HARAN. — Contribution à l'étude de l'arthrectomie dans les arthrites tuberculeuses du genou. Th. de Paris, 1890.

LACONCHE. — Scrofules séniles. Th. de Bordeaux, 1882.

LANNELONGUE. — La tuberculose chirurgicale. Collection Léauté.

MARSH. — Tuberculose sénile. *British medical journal*, 1896.

MAUCLAIRE. — Des différentes formes d'ostéo-arthrite tuberculeuse. Th. de Paris, 1893.

MILCENT. — De la scrofule. Paris, 1846.

MORESTIN. — Tumeur blanche du genou chez un vieillard arthritique. *Bull. de la Soc. anat.*, 1900.

Moureton. — Etude sur la tuberculisation des vieillards. Th. de Paris, 1863.

Mollière. — Interventions chez les tuberculeux. Congrès de chirurgie, 1896.

Ollier. — Traité des résections.

Paget. — Scrofule sénile. *Clinical lectures and essays*.

Polaillon. — Statistique et observations de chirurgie hospitalière. Paris, 1893.

Quénu. — Mal de Pott. Scrofule des vieillards.

Trèves. — Tuberculose au point de vue chirurgical. *Lancet*, 1895.

Souligoux.—Pathogénie des abcès froids du thorax. Th. de Paris, 1894.

Thiéry. — Interventions chirurgicales dans les tuberculoses locales et chez les tuberculeux. Th. de Paris, 1890.

Vigerie. — Contribution à l'étude des ostéo-arthrites tuberculeuses chez les vieillards. Th. de Lyon, 1893.

Widal. — Congrès de la tuberculose, 1898.

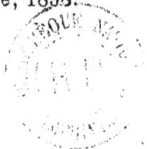

www.ingramcontent.com/pod-product-compliance
Lightning Source LLC
Chambersburg PA
CBHW071256200326

41521CB00009B/1790